AF384415

UN

KYSTE HYDATIQUE

DU POUMON

URTICAIRE HYDATIQUE

PAR

Paul CHACHEREAU

DOCTEUR EN MÉDECINE DE LA FACULTÉ DE PARIS

Chimiste de l'Administration des douanes

To sleep! perchance to dream; ay, there is the rub.

———

PARIS

ALPHONSE DERENNE

52, Boulevard Saint-Michel, 52

1884

UN

KYSTE HYDATIQUE

DU POUMON

URTICAIRE HYDATIQUE

PAR

Paul CHACHEREAU

DOCTEUR EN MÉDECINE DE LA FACULTÉ DE PARIS

Chimiste de l'Administration des douanes

To sleep! perchance to dream; ay, there is the rub.

———⊷⊶———

PARIS

ALPHONSE DERENNE

52, Boulevard Saint-Michel, 52

1884

A MES PARENTS

A MES AMIS

UN KYSTE HYDATIQUE DU POUMON

URTICAIRE HYDATIQUE

INTRODUCTION

> *To sleep! perchance to dream; ay, there is the rub.*

Il est bon qu'un médecin soit malade :

D'abord, la description d'une maladie peut gagner en exactitude, et quelque détail, jusqu'alors inaperçu, être signalé. Mais, cet avantage est à la portée des seuls maîtres, il en est un autre, accessible aux simples praticiens, qui m'a frappé beaucoup plus.

Qui ne reconnaîtrait que la pitié pour ceux qui souffrent est la qualité première du médecin, la parure nécessaire de sa profession, l'arme toujours fidèle et toujours bienfaisante dont il ne doit pas se démunir? S'il en est ainsi, quelle pitié supérieure professe le médecin qui a traversé une bonne maladie? J'entends une maladie longue, douloureuse, intéressante.

Ah alors! les souffrances d'autrui ont pour lui quelque chose de « déjà souffert » qui les lui fait comprendre sans effort. Quand il plaint ses malades, ses maux passés lui reviennent à l'esprit : il se rappelle la lenteur des nuits sans sommeil ; il revoit à son horizon les régions inexplorées d'Hamlet ; l'injustice de la douleur le révolte ; il se trouble, il frissonne, il se plaint lui-même ! — Et l'expression de sa pitié s'inspire de cette tendresse si touchante, si loyale, que le meilleur d'entre nous réserve à ses propres maux !

Ces réflexions me venaient d'elles-mêmes à l'esprit, l'autre année, pendant la maladie d'un parent et ami que j'aimai toujours tendrement, malgré tout !.....

C'était un docteur futur, — j'implore pour lui l'indulgence de ses juges ! — qui, entre deux examens, fut pris de toux, d'hémoptysies, de congestion pulmonaire, des symptômes de la phthisie, enfin !

Or, il s'agissait d'une simple kyste hydatique du poumon ! J'ai pu suivre, dès le début, son aventure, et c'est elle que je vais dire ici en manière de thèse.

Il était écrit que notre futur médecin aurait toutes les chances en cette affaire : Soigné, gâté par tous, parents, médecins, camarades, il avait pu compter des amis !

Voici quel ordre je suivrai dans cette étude : je rappellerai d'abord l'histoire du kyste hydatique, et en particulier, celle du kyste hydatique du poumon. Puis je donnerai l'observation qui m'est personnelle et son résumé (1). Je ferai suivre ce résumé de la discussion de chacune de ses divisions.

Tous les auteurs reconnaissent que le diagnostic du kyste hydatique du poumon est très difficile à son début ; ses

1. Voir page 25.

symptômes se confondent avec ceux de la pleurésie et de la tuberculose. On verra que dans l'observation qui m'est personnelle, le diagnostic de phthisie s'imposait. Je m'attacherai donc à faire ressortir tout ce qui, dans les symptômes constatés, s'est écarté de la marche habituelle de la tuberculose et a pu caractériser le kyste hydatique.

Ce diagnostic entre les deux maladies me servira de conclusions.

J'en apporterai d'autres concernant l'urticaire hydatique.

Je ne saurais aller plus loin sans remercier tous ceux qui m'ont facilité ma tâche : M. le Dr Hervoüet, qui, après avoir prodigué ses soins dévoués à mon ami, a bien voulu m'aider ensuite de sa critique bienveillante;—MM. les Drs Bernaudeau et A. Robin qui ont aussi soigné mon malade.

Je remercie mes chefs de service de l'Hôtel-Dieu de Nantes, de l'extrême obligeance que j'ai toujours rencontrée chez eux ; — mes amis les internes du même hôpital, dont les petits services quotidiens n'auront pas peu contribué à cette transfiguration d'un douanier en docteur. Je remercie enfin tous ceux qui, à l'occasion et de bon cœur, ont poussé à ma charrette !

Hélas ! le plus dévoué de tous, ne m'entendra pas.

ÉTIOLOGIE ET HISTORIQUE

Le kyste hydatique est constitué par le tœnia échinocoque à la phase vésiculaire.

Tœnia. — Le tœnia échinocoque, adulte, vit dans l'intestin du chien. On l'y rencontre très fréquemment. Ce tœnia est fort petit ; il ne dépasse pas 5 à 6 millimètres de longueur. La tête est munie de quatre ventouses et d'une double couronne de crochets. Il possède trois ou quatre anneaux dont le dernier seul, arrivé à maturité, renferme les œufs. Lorsque cet anneau ou l'un des œufs qu'il contient est introduit dans le tube digestif de l'homme, la coque de l'œuf est détruite, et un embryon est mis en liberté.

Embryon exacanthe. — Cet embryon est admirablement préparé à pénétrer dans les tissus : il n'a que $0^{mm}035$ de diamètre ; il est doué de mouvements propres. Son corps est lisse. Il est armé de six crochets : « ces crochets sont dans un mouvement continuel ; deux sont droits, rapprochés sur la ligne médiane en un style unique ; ils ne se meuvent que d'arrière en avant et vice versa. Les quatre autres, un peu recourbés à l'extrémité, sont disposés deux par deux, à droite et à gauche des deux premiers, de manière qu'ils semblent se toucher par leur base. Ils exécutent ces mouvements de va et vient, qui consistent en ce que, tout d'abord placés le long des deux crochets du milieu, ils s'en écartent ensuite jusqu'à angle droit. Ces mêmes mouvements se continuent pendant des heures entières. On comprend dès lors que tous les tissus vivants puissent être traversés par ces petits animaux (1). »

Distribution et trajets de l'embryon. — Si bien armé qu'il soit pour perforer les tissus, il est facile de prévoir et de constater que l'embryon suit de préférence les vaisseaux sanguins ou lymphatiques, dès qu'il y a pénétré. Un organe sera donc d'autant plus menacé qu'il sera plus vasculaire et d'un accès plus facile au parasite. C'est ainsi que le foie qui est comme le premier filtre qui se présente à lui, est malade 69 fois sur 100 cas d'hydatides (2), et que le poumon est, après le foie, l'organe le plus fréquemment atteint. La rate et le cerveau viennent ensuite (3). Les hydatides du cœur sont plus rares parce que ce muscle est loin d'être aussi richement irrigué que les viscères précédents.

On entrevoit assez nettement le chemin parcouru par l'embryon exacanthe pour atteindre le poumon : on suppose qu'après avoir suivi le système porte, il traverse le foie, va par les veines sus-hépatiques et la veine cave, se jeter dans le cœur droit et de celui-ci dans le poumon où il se fixe.

J'émettrais volontiers une autre hypothèse qui attribuerait à l'exacanthe une autre voie, sans le faire sortir du système circulatoire : la veine hémorrhoïdale inférieure et quelques rameaux de la veine hémorrhoïdale moyenne

1. Van Beneden. *Bulletin de l'académie royale de Belgique* t. XX.
2. Finsen. *Archives générales de médecine* 1869.
3. Davaine. *Traité des entozoaires*, Paris 1877.

vont se jeter directement dans la honteuse et celle-ci par la veine hypogastrique dans la veine cave inférieure, sans passer par le foie. Ne peut-on supposer que l'embryon exacanthe a traversé la paroi intestinale à sa partie inférieure et a pu ainsi atteindre directement le poumon?

Il en serait de même si le parasite avait suivi la voie des chylifères.

Ces hypothèses sont admissibles : elles expliquent, dans une certaine mesure, la rareté relative des kystes hydatiques du poumon par rapport au kyste du foie, et sa fréquence par rapport aux kystes des autres organes.

Mais la fréquence remarquable des hydatides pulmonaires à Victoria (Australie), aussi bien parmi les gens riches que parmi les pauvres, a fait naître une autre hypothèse. Les médecins australiens admettent généralement que les excréments des chiens bergers, déposés dans les rues, desséchés et réduits en poussière, pénètrent dans les poumons avec l'air inspiré (1). L'on sait avec quelle facilité les poussières organiques, même végétales, pénètrent l'épithélium du poumon et cheminent dans son tissu ; si, d'autre part, l'on a présentes à l'esprit l'organisation de l'embryon, sa puissance pour perforer les tissus, sa petitesse extrême, la résistance des infiniment petits à la dessication, on admettra sans difficulté la possibilité de cette pneumo-coniose d'un nouveau genre.

D'ailleurs, cette supposition des médecins australiens n'est-elle pas appuyée par un fait signalé par Finsen ? Les échinocoques du poumon sont d'une fréquence extrême chez

1. Bird. *Hydatids of the lungs*, Melbourne 1877.

les brebis et les bêtes à cornes ; Finsen affirme « que pas un seul cas n'est venu à sa connaissance d'un de ces animaux affectés d'échinocoques, sans qu'il s'en soit trouvé dans les poumons, et en même temps dans le foie ». Or, rien dans la constitution anatomique de ces animaux ne rend compte de cette particularité, et elle se trouve naturellement expliquée par les chances nombreuses de pénétration de l'embryon dans les voies respiratoires.

Formation du kyste. — Quoi qu'il en soit de ces hypothèses, l'embryon exacanthe une fois parvenu au siège de son développement, augmente de volume, perd ses crochets et constitue la vésicule embryonnaire. Celle-ci comprend une membrane externe formée de plusieurs feuillets superposés, et une membrane interne proligère. Le contenu de la vésicule est un liquide transparent, riche en chlorure de sodium. La présence de ce corps étranger au milieu d'un tissu vivant, en détermine l'inflammation ; la vésicule hydatique ne tarde pas à être entourée d'une paroi fibreuse plus ou moins épaisse et le kyste hydatique est constitué.

La constitution de cette paroi fibreuse est fort utile à connaître, elle joue un rôle important dans la maladie et elle est loin d'être la même dans tous les cas. Elle dépend de l'ancienneté de la maladie et surtout de l'abondance du tissu conjonctif dans l'organe atteint. « On peut établir comme un fait, dit Hearn, que les kystes du poumon, lorsqu'ils s'entourent d'une enveloppe adventive ne la possèdent ni aussi épaisse, ni aussi régulière que les kystes du foie. Peut-être même cette enveloppe manque-t-elle fréquemment ; elle est souvent mince et fort peu appréciable ;

il faut probablement attribuer ce fait au peu d'abondance du tissu conjonctif dans le poumon. M. Houel, dans un rapport lu à la Société anatomique, dit que toujours les hydatides sont enfermées dans un kyste adventif, mais que souvent il a été méconnu en raison de son peu d'épaisseur.

Pour Trousseau, ce kyste adventif manque souvent, ou bien son enveloppe est fort ténue ; ce qui explique la possibilité pour les tumeurs hydatiques du poumon, de se rompre sous l'influence de l'action inflammatoire de l'appareil respiratoire, ainsi qu'il en cite un exemple. D'après Cruveilhier, les hydatides du poumon et du cerveau sont très souvent dépourvues d'enveloppe ; cependant il est des cas où les parois de cette poche ont acquis une épaisseur et une consistance très raisonnables, circonstance des plus défavorables, car en ce cas, malgré l'évacuation de l'hydatide, il reste une vaste cavité dont les parois s'affaissent difficilement, ce qui amène une suppuration de longue durée. » J'ajoute, pour compléter cette description, que cette paroi fibreuse est pénétrée par un réseau vasculaire très fin destiné à la nutrition du ver vésiculaire.

Hearn résume ainsi l'opinion des auteurs : « Nous concluons que dans le poumon, le kyste adventif manque fréquemment ; que lorsqu'il existe, ses parois sont habituellement minces ; et qu'enfin, mais à titre exceptionnel, elles peuvent êtres dures et épaisses et même calcifiées et ostéo-cartilagineuses (1). »

Quant aux kystes hydatiques développés primitivement dans la cavité pleurale, Davaine admet et Hearn se range à

1. Hearn. *Kystes hydatiques du poumon et de la plèvre*, thèse de Paris, 1875.

son avis, qu'ils sont dépourvus de poche adventive. Je n'ai pas d'ailleurs à m'y arrêter.

Le kyste hydatique du poumon, comme généralement la maladie hydatique, est rare en France ; il est rare surtout dans la région de l'Ouest où habitait mon ami depuis plus de dix ans. Les médecins les plus anciens et les plus occupés de Nantes n'en ont jamais observé. Fréteau, qui y exerçait, en a publié une observation en 1811.

Son histoire clinique a été faite en France par Davaine qui en a réuni 40 cas seulement ; et par W. Hearn, qui a rassemblé dans sa thèse toutes les observations connues (1875).

D'autres observateurs, et surtout les médecins australiens, tels que Bird (1), David Thomas (2), ont contribué, par la publication de faits nouveaux et nombreux, à compléter l'histoire de cette maladie et à fixer son traitement. Les médecins islandais ont apporté une faible part à cette étude : c'est que, si la maladie hydatique est endémique dans leur île, le poumon y est rarement atteint. Finsen n'a observé le fait que 7 fois sur 255 cas de kystes hydatiques, et Galliot (3), dans son étude, ne s'y arrête même pas. J'ai dit plus haut comment on expliquait la fréquence des hydatides pulmonaires en Australie.

Il est facile de comprendre que l'intimité de l'homme

1. *Hydatids of the lungs*, par Dougan Bird, Melbourne 1877 (*médical times and gazette*, 1ᵉʳ décembre 1877)

2. *Hydatid disease in Australia*, par David Thomas, Lancet 1ᵉʳ mars 1879.

3. Galliot. *Bulletin génér. thér.*, août 1879.

avec le chien et sa malpropreté, augmentent les chances de contracter la maladie ; c'est pourquoi les Islandais et les pasteurs australiens sont souvent atteints.

La fréquence plus grande des hydatides chez la femme, observée aussi bien en France (Hardy) qu'en Islande (Finsen) s'explique de la même manière. Les femmes restent à la maison et sont en contact plus permanent que les hommes avec les chiens et leurs déjections (Finsen). Il est vrai que Danlos (1) fait intervenir une autre cause, plus loin cherchée, qu'il reprend de Morgagni : je veux dire, l'influence du corset sur la congestion des organes abdominaux.

La mortalité est de 59 pour 100, d'après Hearn.

Je termine ici ces notions préliminaires, je me réserve de me rappeler quelque détail chaque fois qu'il sera utile dans le cours de mon étude.

1. Danlos. Th. de Paris, 1879.

MON MALADE ET SA FAMILLE

Il a 33 ans ; son père et sa mère sont vivants. — Antécédents paternels excellents : les grands parents ont atteint 75 et 80 ans ; le père, âgé de 71 ans, est grand marcheur et jouit d'une santé parfaite. — Du côté maternel, quatre enfants, qui tous ont dépassé la soixantaine. Cependant ils réunissent tous les symptômes de l'arthritisme : Migraine, hémorrhoïdes, dyspepsie, asthme, goutte, etc. — Par malheur, notre ami a penché de ce côté ! Dès son enfance, affreuses migraines ; dans sa jeunesse, épistaxies répétées, puis, calvitie précoce, dyspepsie, hémorrhoïdes, etc. Notons d'une façon toute spéciale, une poussée aiguë d'urticaire avec bouffissure de la face, à l'âge de 13 ans.

A la fin de 1872, à l'âge de 23 ans, pleurésie gauche à grand épanchement. Le malade sait que le docteur Léonardi qui lui donnait ses soins dévoués à l'Hôtel-Dieu de Douai, qualifia son état, d'« état grave » et pensa à la ponction. Il se rappelle nettement que l'allure de cette pleurésie fut remarquablement insidieuse ; il n'entra à l'hôpital qu'après avoir consulté le docteur Léonardi deux fois, à plusieurs semaines d'intervalle, pour un affaiblissement lent et inexplicable, qui seul appelait son attention. Il continua à exercer jusqu'au dernier jour un métier pénible. Il ne toussa jamais, ne prit pas le lit et n'eut pas de fièvre. La marche de la maladie fut aussi simple que possible ; l'épanchement se résorba avec une rapidité telle que le docteur Léonardi en manifesta plusieurs fois son étonnement devant le malade. Comme traitement, on avait appliqué un seul vésicatoire et quelques couches de teinture d'iode. X... ne se ressentit jamais de cette pleurésie, malgré les imprudences de toutes sortes qu'il commit dans la suite et l'affaiblissement prononcé qui en fut la conséquence pendant quelques années.

(Ces renseignements du malade n'ont pas de contrôle ; M. le doc-

teur Léonaidi ne se rappelle pas son passage — datant de 10 années !
— à l'Hôtel-Dieu de Douai ; la sœur qui le soignait a gardé le
souvenir de son court séjour à l'hôpital).

Graduellement et depuis plusieurs années déjà, notre malade a repris
toutes ses forces, grâce à une vie bien réglée et aux soins maternels. Il
offre l'apparence de la santé ; sa taille est au-dessus de la moyenne ;
le thorax est bien développé. Il travaille très régulièrement, marche
bien ; rien n'annonce le dépérissement ni surtout la phthisie ; il se
plaint seulement d'être devenu frileux depuis deux ou trois hivers.
Comme particularité, il est un peu dyspeptique, a des migraines
violentes et des flux hémorrhoïdaires abondants. La suppression de ces
hémorrhoïdes occasionne soit quelques accès de migraine, soit des
douleurs rhumatoïdes, soit un peu de congestion céphalique, soit de
la laryngite. Chaque année vers le printemps, cette coïncidence, suppression des hémorrhoïdes, et apparition de quelques phénomènes
supplémentaires, se fait sentir très nettement. J'insiste sur ces faits,
parce que j'aurai l'occasion de leur attribuer une certaine importance
dans ma discussion.

Au printemps de 1879, X... a éprouvé pendant quelques jours,
une douleur très vive au sommet gauche ; l'auscultation fut pratiquée
accidentellement par Jarry, interne à Nantes (reçu un peu plus tard
1er interne à Paris et mort si prématurément) ! Elle fut muette.

Les années suivantes, vers la même époque, la gêne se localise très
nettement à la gorge. Le malade n'éprouve pas la douleur au sommet
gauche, de 1879. Il tousse et crache quelques jours : la toux est rau-
que, éclatante comme celle que je décrirai par la suite ; les crachats
très petits et noirâtres, offrent exactement les mêmes caractères que
ceux qui se manifesteront, quand la maladie sera déclarée. Ces symptômes disparurent brusquement.

D'ailleurs, notre malade n'interrompit jamais ses occupations
journalières.

Au printemps de 1882, mars et avril, les pertes de sang se reproduisent pour se supprimer complètement au milieu d'avril. Le malade,
à cette date, et quelques semaines avant l'apparition de symptômes

bien déterminés, commence à éprouver une gêne inexprimable, un sentiment profond de dépression; mais il ne ressent aucune douleur localisée; son appétit est resté bon ; il dort bien. Il ne tousse ni ne crache, sa respiration lui semble libre. Il attribue son malaise au travail assidu nécessité par la préparation à ses examens.

Vendredi 12 mai. — Premier symptôme : un peu de toux sèche survenue sans cause appréciable; elle s'accompagne d'une sensation très accentuée de grattement à la gorge.

Samedi, 13 mai. — Notre ami sort le soir par un temps frais; la toux qui avait disparu reprend, cette fois par quintes. Elle cesse complètement dans la nuit.

Lundi, 15 mai. — Notre parent passe un examen dans la salle 4 (3me de doctorat, 1ro partie N. R. MM. Depaul, Guyon et Marchand). Les deux portes en sont ouvertes et il se trouve dans un courant d'air très froid. La toux reprend violemment: elle ne cessera plus pendant plusieurs semaines. C'est une grosse toux sonore, stridente, revenant par quintes et rappelant la toux de la coqueluche. L'expectoration reste nulle.

Vendredi, 19 mai. — Sensation constante d'un corps étranger dans la trachée ; épistaxis légères, mais répétées ; la santé générale est bonne. Le visage est coloré. Cependant, le malade gêné par la toux et son mal de gorge consulte M. le docteur Hervottet.

Celui-ci constate une certaine rougeur à la gorge. L'examen du thorax ne révèle rien de remarquable : il est bien développé et n'offre pas de déformation apparente ; la sonorité est normale, plutôt exagérée aux sommets. La respiration est un peu obscure, surtout au sommet gauche; je tiens à en faire la remarque ici. On n'entend aucun râle. En un mot, les signes stéthoscopiques sont à peu près nuls. On peut songer tout au plus à une pointe d'emphysème ; rien ne fait prévoir qu'une affection thoracique grave est imminente, ni surtout que l'un des poumons renferme un corps étranger, de quelque volume.

Comme le malade se plaint beaucoup de la gorge, que sa voix est un peu enrouée, collutoire au borax.

Lundi 22 mai. — Nouveau symptôme : ce sont des crachats dont l'aspect rare appelle l'attention de notre futur docteur : ils sont très petits, très compactes, non aérés, opaques, ne présentent pas la moindre striation ; leur homogénéité est parfaite. Ils ne sont pas visqueux ; leur consistance est exactement celle de la gelée. Ils semblent constitués par du mucus intimement mêlé à une certaine proportion de sang. Leur couleur est d'un noir à reflets gris qui rappelle l'aspect de certains fruits avant tout contact ; par opposition à d'autres que nous rencontrerons plus tard et que l'on a dénommés, crachats groseilles, j'appellerais ces crachats du début, crachats cassis.

Ces crachats se modifièrent dans les jours suivants, mais à la longue ; ils devinrent peu à peu plus abondants, plus diffluents, plus transparents. Leur couleur aussi se transforma d'une manière insensible ; de noire qu'elle était au début, elle en vint à être rouge foncé. Ils gardèrent cette coloration à peu près constamment dans la suite, et c'est à ces crachats que certains observateurs ont appliqué la dénomination de crachats groseilles. Ils furent toujours remarquablement peu aérés et peu abondants ; leur homogénéité resta grande.

Le malade continue à vaquer à ses occupations et à ses études ; mais la toux est fatigante. Les quintes sont si répétées dans la soirée, qu'il ne peut prendre part à la conversation et doit parfois renoncer à la lecture.

Vendredi 16 juin. — Tout à coup, notre parent est pris, vers une heure de l'après-midi, dans les couloirs de l'école de médecine, d'un terrible accès de suffocation ; il peut rester debout et observer attentivement la marche de l'accès. La toux est violente, de plus en plus pressante ; une affreuse sensation de constriction lui étreint la poitrine et la gorge. L'effort est énorme, et une douleur très vive se manifeste au niveau de l'orifice inguinal droit. L'accès se termine par l'expulsion de deux fausses membranes d'un blanc nacré ; le diamètre de la plus grande égalait celui d'un petit grain de raisin. Elles sont tombées, tout d'abord, seules sur le mouchoir que le malade tenait devant sa bouche. Elles ne furent pas accompagnées de l'expectoration de liquide transparent, et le malade ne perçut aucun goût salé dans la bouche. Cette expectoration fut suivie d'une hémoptysie assez abondante; un mouchoir en fut complètement teint. Le sang qui constituait cette hémoptysie était pâle, notablement plus pâle que celui craché précédemment.

Ces fausses membranes étaient des membranes hydatiques, des vésicules fines, entières, mais vidées et aplaties. Elles devinrent vésiculeuses dès qu'on les plongea dans l'eau. Leur nature fut établie par MM. les docteurs A. Malherbe et Hervouet. Elles présentaient la disposition feuilletée caractéristique des hydatides; les crochets étaient abondants.

L'expulsion de ces premières vésicules a sans doute coïncidé avec la rupture du kyste. Il est à noter que cette rupture se fit sans cause occasionnelle appréciable. Dans la suite l'expectoration des membranes hydatiques suivit presque toujours un exercice plus ou moins violent : l'ascension d'un escalier, une promenade en voiture, des efforts de vomissements, etc.

Mardi 20 juin. — Après l'ascension de trois étages, accès de suffocation et expectoration de trois vésicules hydatiques. La toux continue; elle redouble toujours d'intensité le soir. Les hémoptysies sont répétées, mais peu abondantes. La santé générale est bonne; notre ami n'éprouve pas la moindre douleur thoracique. A part la dyspnée aiguë qui accompagne l'expectoration hydatique, la respiration est très libre; la dépression est bien moindre qu'au début de la maladie. — Gêne persistante à la gorge.

Samedi 1er juillet. — Le malade voit M. le Dr Hervouet; la gorge est rouge. L'auscultation et la percussion ne donnent encore à cette date, que des résultats négatifs.

Jusqu'ici notre ami s'est relativement peu soigné, bien que M. le Dr Hervouet et M. le Dr Bernaudeau, son chef de service, ne lui aient pas épargné leurs bons conseils. Il tient par dessus tout à ses habitudes laborieuses, et travaille toute la journée. Quand les hémoptysies deviennent plus abondantes, il se contente de prendre quelques bains de pied sinapisés.

Les choses vont changer de face.

Dimanche, 9 juillet. — Le malade a reçu quelques ondées, le

vendredi et le samedi précédent et il est enrhumé. Dans la soirée, après une longue conversation, il est pris d'un accès de suffocation violent ; celui-ci se termine par le rejet de plusieurs vésicules ; une hémoptysie abondante s'ensuit. Pendant la nuit le sommeil est presqu'impossible ; il est complètement interrompu par la toux et des hémoptysies. Le malade se couche forcément sur le côté droit ; les hémoptysies et la toux apparaissent dès qu'il se trouve sur le côté gauche.

Poussée violente d'urticaire qui occupe surtout la région lombaire.

Lundi, 10 juillet. — Notre ami se relève à son heure habituelle, mais il est brisé, affaibli.

Mardi, 11 juillet. — La nuit a été plus mauvaise encore que la précédente ; les hémoptysies qui rappellent tout à fait par leur couleur rutilante et leur aspect spumeux, les hémoptysies ordinaires de la phthisie, ont été répétées. L'urticaire a de nouveau contribué à rendre le sommeil impossible. Le malade cesse ses occupations.

M. le docteur Hervottet veut bien se rendre auprès de lui ; à partir de ce jour il lui prodigue ses soins avec cet affectueux dévouement que tous, à Nantes, médecins et malades connaissent bien. Il constate au sommet du poumon gauche, les signes non douteux de la congestion pulmonaire ; submatité, râles sous-crépitants. Le malade y ressent, d'ailleurs, une gêne accentuée. Aucune douleur nettement localisée ; quelques gros râles sibilants à droite ; un peu d'oppression.

Dans la soirée, un interne des hôpitaux de Nantes, ami dévoué de malade, Georges Bibard, vient faire une injection d'ergotine.

Mercredi, 12 — Toux et hémoptysie comme les nuits précédentes ; expectoration d'hydatides nombreuses, dont quelques unes fort petites ; quelques sueurs dans la deuxième moitié de la nuit, comme les jours précédents, du reste.

Jeudi, 13 juillet. — Deux injections d'ergotine, l'une le matin, et l'autre le soir ; leur action est très efficace, mais ne dépasse pas quelques heures. La perte de sang devient minime.

Vendredi, 14 juillet. — La nuit a été meilleure ; une injection d'ergotine le matin et le soir.

Samedi, 15. — Hémoptysie et toux modérée pendant la nuit ; injection d'ergotine le matin. Le docteur Hervollet constate que la congestion pulmonaire a beaucoup diminué. La respiration est redevenue tout-à-fait libre ; quelques pas dans la rue. Injection d'ergotine le soir.

L'appétit du malade fléchit un peu à ce moment ; il a la bouche sèche et il en accuse l'ergotine. Il est d'ailleurs fort gêné par les nodosités et l'inflammation qui accompagnent les injections.

Dimanche, 16. — Le malade se trouve beaucoup mieux ; il a peu toussé pendant la nuit, et ses hémoptysies ont été faibles. Il ne ressent aucune douleur. Il peut se rendre à l'Hôtel-Dieu qui est à quelques minutes de son domicile.

Pendant toute cette période, notre malade s'est, du reste, levé et couché à son heure ordinaire ; le jeudi seulement, il s'est jeté quelques heures sur son lit, au milieu du jour. Il a cessé tout travail. L'orifice inguinal droit, tendu violemment aux premiers accès de suffocation est le siège d'une douleur vive à chaque secousse de toux ; cependant l'intestin n'a pas franchi l'orifice externe de l'anneau.

Rien de notable ne survient dans les jours qui suivent ; la toux devient de plus en plus rare, et le soir seulement, se montrent quelques petits crachats rouges, assez foncés. Le malade reprend ses forces et sort, quand toutefois, la saison, très pluvieuse, le permet. Il ne travaille plus ; il passe son temps à se soigner, manger, boire et dormir. Cette situation dure jusqu'au mois d'août où il doit partir en voyage, en Touraine.

Dimanche, 30 juillet. — Il a si bien retrouvé ses forces, qu'il peut faire, à pied et sans fatigue, par un temps très chaud, une promenade de plusieurs lieues, dans la campagne.

Mardi, 1er août. — La nuit a été un peu agitée, sueurs assez abondantes. Dans la journée, sensation de courbature, et le soir, pour la première fois, accès de fièvre. Notre malade passe une journée plus mauvaise que toutes celles qui ont précédé.

Mercredi, 2 août. — Sueurs nocturnes très abondantes, fièvre le soir. Toux et légère hémoptysie. Le sang est épais et le malade remarqué un peu de pus dans les crachats. Il se trouve très fatigué, très agité. Le docteur Hervouet qui le voit en ce moment le rassure et le presse de se retirer à la campagne. Il lui conseille le repos absolu, un bon régime, etc.

Jeudi et vendredi, 3 et 4 août. — La situation reste la même : fièvre à redoublement vespéral, sueurs nocturnes ; crachats ocreux formés de pus et de sang mêlés. Le malade se trouve très fatigué.

Samedi, 5 août. — Nuit mauvaise, toux fréquente, crachats ocreux abondants. Le malade se décide brusquement à partir pour la Touraine. Après trois heures de chemin de fer, il est pris d'un accès de suffocation ; celui-ci se termine vite par l'expulsion de deux vésicules hydatiques et une vomique de pus verdâtre et épais, sans odeur marquée. Les vésicules hydatiques atteignent la grosseur d'une petite prune ; elles sont entières, mais ramollies, flasques, jaunâtres ; le pus est assez abondant pour salir instantanément deux mouchoirs. Le malade se trouve très soulagé ; de temps à autre il crache du pus sans effort et sans toux.

Les membranes hydatiques que le malade venait de rendre étaient plus volumineuses que toutes celles crachées précédemment ; il est remarquable que leur expulsion fut peu laborieuse de même que l'expulsion de toutes celles qui furent rendues dans la suite. A partir de ce jour, la toux cesse absolument.

Dimanche, 6 août. — Le malade a été réveillé plusieurs fois par le besoin de cracher ; il expectore du pus, sans effort. Il est très soulagé ; le sommeil est réparateur. Le décubitus continue à se faire sur le côté droit. Sueurs nocturnes. Il va s'installer sur les bords de la Loire, à Vouvray.

Lundi, 7 août. — Nuit semblable à la précédente. Le malade a un appétit vorace et lutte vaillamment : grand air, excellente nourriture, quelques bouteilles de vin blanc, café et cognac, une ou deux pages du plus grand des tourangeaux, François Rabelais, voilà son régime ! — Il a d'ailleurs fort bonne mine, et tout le monde rit quand il dit qu'il est malade ; ses jambes pourtant, ne le porteraient pas longtemps.

Mardi, 8 août. — Promenade en voiture : nouvelle vomique et rejet, par expuition, de deux vésicules hydatiques. Elles sont aussi volumineuses que celles d'un ou deux jours avant.

L'expectoration des hydatides est annoncée par une sensation très spéciale de grattement à laquelle le malade ne se trompe plus.

Celui-ci reste à la campagne jusqu'au 16 août ; sa situation ne varie pas pendant ce temps et il ne consulte aucun médecin.

Le mauvais temps survient et il se dirige sur Paris pour y terminer le mois d'août.

18 août. — Il est ausculté avec le plus grand soin par M. le docteur Ollive, alors interne à la Charité. L'auscultation et la percussion ne fournissent aucun signe. Cependant à cette date, la suppuration reste active. La nuit, notre malade est réveillé deux ou trois fois par la nécessité de cracher. — Santé géné..ae très bonne ; grand appétit, longues courses à pied sans fatigue.

24 août. — Le malade consulte M. le docteur Albert Robin ; M. Ollive lui avait montré les vésicules hydatiques et il en avait reconnu immédiatement la nature : le cœur est sain ; l'auscultation du poumon et particulièrement du sommet gauche, est muette. A la percussion, matité s'élevant un peu haut à la base du poumon droit ; mais M. le docteur Robin ne se prononce pas d'une manière absolue sur le siège du kyste qui doit être, d'après lui, tout à fait central.

M. le Dr Robin ordonne comme traitement : extrait mou de quinquina, vin de quinquina, bon régime, café, — puis : alcooliques comme toniques d'abord, et ensuite pour aider à la formation du tissu cicatriciel ; et usage d'aliments salés pour activer la fluidification et l'expectoration du pus.

Dimanche, 27 août. — Hémoptysies ; — Quelques minutes après l'hémoptysie, le sang est mélangé très intimement au pus et les crachats ont l'aspect de crème rosée ; la striation est nulle.

Mercredi, 30 août. — Retour à Nantes ; l'état général est très bon ; — ni toux, ni dyspnée ; aucune douleur, — L'extrémité des doigts n'a pas subi de déformation. — Le malade est réveillé une fois chaque nuit par le besoin de cracher.

11 septembre. — Les migraines qui avaient disparu depuis le commencement de la maladie, se reproduisent, ainsi que les vomissements qui les suivent. Les efforts de vomissement sont suivis de l'expulsion d'hydatides.

14, 15 et 16 septembre. — Légère hémoptysie précédant des fragments de membrane hydatique. La suppuration est toujours plus abondante après cette expectoration ; la moindre fraîcheur aux pieds entraîne à coup sûr des hémoptysies, légères du reste.

Apparition de plaques d'urticaire clair semées et peu persistantes. — Pendant une quinzaine de jours, des plaques d'urticaire accompagnent constamment les hémoptysies et l'expectoration des membranes hydatiques.

10 octobre. — Un peu de sang ; — légère bronchite ; plaques d'urticaire.

12 au 16 octobre. L'expectoration diminue.

19 octobre. — Hémoptysie pendant la nuit parce que le malade s'était couché sur le côté gauche.

21 octobre. — Fausses membranes enroulées ; la suppuration augmente à leur suite.

2, et 26 octobre. — Les crachats purulents diminuent. Jusqu'ici le malade avait rendu quelques crachats purulents dès qu'il était réveillé ; ce n'est maintenant que quelque temps après être levé qu'il crache un peu de pus.

27 octobre. — Froid aux pieds ; hémoptysie.

29 octobre. — Lutte contre le vent et hémoptysie assez abondante ; bain de pied sinapisé.

1er novembre. — Petite membrane hydatique ramollie et enroulée.

2 novembre. — Deux membranes volumineuses ; — la situation reste la même ; le malade prend toutes les précautions possibles pour éviter le froid.

3 novembre. — Conversation animée, hémoptysie.

21 novembre. — Membrane hydatique ; la suppuration augmente.

26 novembre. — Hémoptysie et hydatides.

30 novembre. — Froid aux pieds ; hémoptysie.

5 décembre. — Gêne générale et un peu d'agitation; — expulsion d'une grande membrane hydatique en éternuant.

7 décembre. — Hydatide et hémoptysie. Il y a toujours un peu de pus le matin.

29 mai. — Membrane hydatique.

1er juin. — Hémoptysie peu abondante.

6 juin. — Membrane hydatique molle et mince.

La suppuration s'arrête.

Le reste de l'été se passe sans incident notable ; parfois un peu de gêne au sommet gauche. Le malade se croit guéri.

Au mois d'octobre, le malade, qui ne prend plus aucune précaution, sort le soir, etc., reçoit quelques ondées ; les hémoptysies reparaissent sans toux (11 octobre). Sentiment de constriction assez pénible au côté gauche.

Enfin, le 8 novembre, le malade passe la nuit en chemin de fer par un temps froid et humide ; ces symptômes s'accentuent : hémoptysie légère, laryngite, gêne à gauche, tout disparaît brusquement au quatrième jour.

Depuis, la santé a été très bonne, on ne peut noter qu'un peu de gêne momentanée au sommet gauche, comme des tiraillements. L'aspect du malade annonce du reste la santé. Il n'a jamais toussé depuis quinze mois ; son appétit est régulier. L'auscultation et la percussion n'indiquent rien d'anormal. Notre ami se trouve moins frileux que les années qui ont précédé sa maladie. En fait de précaution, il évite seulement le froid aux pieds. On peut le considérer comme guéri.

RÉSUMÉ. — Je résume ainsi mon observation :

L'âge du malade est 33 ans.

Comme antécédents, on note une *pleurésie* à gauche en 1873. En mai 1879, *douleur* vive au sommet gauche. Au printemps de 1881 et 1882, pendant quelques jours, de la toux et quelques petits crachats noirâtres; ces phénomènes coïncident avec la disparition d'un *flux hémorrhoïdaire*. Il en sera de même en 1882, pour le début de la maladie.

Le début s'est manifesté par une sensation de *dépression* profonde qui a précédé de quelques semaines tout autre symptôme.

La *dyspnée* au début, a été faible, pour ne pas dire nulle ; d'ailleurs les mouvements respiratoires n'ont pas été comptés.

La *toux* s'est produite brusquement, sèche, sonore, éclatante (12 mai 1882). Elle a cessé complètement au commencement d'août, avec l'apparition du pus.

La *voix* a été enrouée, surtout au début de l'affection. Elle s'est affaiblie au milieu de juillet, époque des hémoptysies abondantes.

La *laryngite* s'accompagnait de sensation de corps étranger.

La *déformation thoracique* a été nulle.

Le *frémissement* hydatique n'a pas été cherché.

Les *vibrations vocales* n'ont pas été modifiées.

Pendant quelques jours, et au début, il y a eu des *épistaxis* légères, mais répétées.

La *percussion* n'a pas donné de renseignements nets et surtout persistants ; la sonorité était un peu exagérée aux sommets ; de la submatité s'est manifestée pendant quatre ou cinq jours au sommet gauche, au moment des hémoptysies de juillet 1882.

A ce même sommet et à la même époque, l'*auscultation* a fait reconnaître de la congestion pulmonaire bien caractérisée ; ses résultats ont été nuls en tout autre temps. A la même date encore, il y a eu une *douleur* vague localisée au sommet gauche et une *oppression notable*.

Il ne s'est produit aucun *phénomène de voisinage*.

Les *hémoptysies* se sont produites après la toux ; elles ont été, pendant plusieurs semaines, constituées par des crachats petits, épais, noirâtres, très caractéristiques. Après la rupture du kyste, leurs caractères se sont rapprochés de ceux de l'hémoptysie tuberculeuse.

Les hémoptysies ont duré depuis le 22 mai 1882, jusqu'au 11 novembre 1883, c'est-à-dire 18 mois. Les *injections d'ergotine* se sont montrées très efficaces.

L'état général a toujours été remarquablement bon. Cependant l'appétit a fléchi deux fois momentanément : d'abord, après les injections d'ergotine, et puis, au début de la suppuration.

Les migraines habituelles avaient complètement disparu.

La rupture du kyste s'est manifestée : par un accès de suffocation violent, survenu sans cause appréciable ; par l'expectoration de deux vésicules hydatiques : et une hémoptysie plus abondante que les précédentes (16 juin 1882).

Le malade n'a pas observé le *liquide hydatique* clair et transparent, ni perçu de goût salé.

L'expectoration hydatique s'est renouvelée 15 fois environ ; elle était devenue peu à peu relativement facile. Elle a été accompagnée de sang pendant un mois et demi ; puis, de pus et de sang. Elle a duré du 16 juin 1882 au 6 juin 1883.

La *suppuration* a été annoncée par une fièvre légère et des sueurs nocturnes au commencement d'août 1882. Elle s'est traduite par une vomique de pus, a diminué progressivement et a cessé avec l'expulsion de la dernière hydatide (6 juin 1883). Elle avait duré dix mois.

La fièvre ne s'est montrée nettement qu'au début de la suppuration, et en même temps que la poussée aiguë d'urticaire.

Le *décubitus* s'est fait invariablement, forcément sur le côté droit, (sain), après la rupture du kyste.

Les *sueurs* nocturnes ont été très-abondantes : 1° pendant les hémoptysies (et l'urticaire) de juillet 1882 ; 2° pendant les premières semaines de la période suppurative.

Les *doigts* n'ont pas été déformés.

Le *siège* probable du kyste a été le sommet du poumon gauche ; il était central.

Son *volume* était sans doute assez faible.

Une poussée aiguë d'*urticaire* s'est produite au moment des hémoptysies de juillet 1882, près d'un mois après la rupture du kyste. — Des plaques d'urticaire ont accompagné toutes les hémoptysies et toutes les expectorations hydatiques de la fin de septembre 1882.

A la fin de décembre 1883, le malade paraît en bonne santé ; il n'éprouve guère que quelques tiraillements au sommet gauche.

DISCUSSION

J'aborde maintenant la discussion des faits successivement observés :

Age. — Je n'ai pas à m'arrêter longuement à l'âge du malade, 33 ans. C'est en effet entre 20 et 40 ans que Finsen a surtout observé le kyste hydatique. Davaine dit aussi que les enfants et les vieillards en sont très rarement atteints.

Arthritisme. — Je rappelle, pour mémoire, l'antagonisme qui, d'après certains auteurs, existe entre l'arthritisme et la tuberculose.

Profession. — La *profession* du malade ne fournit aucune indication sur la date et le mode de pénétration du parasite : depuis 12 ans, il est attaché à des usines et à des laboratoires. D'autre part, il n'a jamais possédé aucun chien ; personne dans son entourage, n'a été atteint d'hydatides ; elles sont rares dans les contrées qu'il a habitées (Nord de la France, 1872-1874 ; Écosse, 1874-1875 ; Nantes, 1875-1882).

Pleurésie. — J'incline à croire que la pleurésie mentionnée dans les antécédents a été primitive et cela, pour plusieurs motifs : l'existence de notre ami dans une fabrique de

sucre l'exposait alors à d'incessantes variations de tempé-
rature qui expliquent naturellement son apparition ; — la
plèvre n'a plus donné signe de vie ; — cette pleurésie datait
de 10 ans, et si Finsen a observé des kystes hydatiques
dont le début remontait à 16, 18 et 52 ans, il ne faut pas
oublier que c'étaient des kystes de foie. Il est très probable
que les kystes pulmonaires n'ont pas une durée aussi
longue (Hearn). Davaine leur assigne une durée moyenne
de 2 à 4 ans ; mais ce dernier terme est souvent dépassé. —
Enfin, la pleurésie avec épanchement n'est pas commune
dans les hydatides pulmonaires (Hearn).

Quoi qu'il en soit, j'ai tenu à ne pas omettre cette maladie pour les raisons suivantes : il est des médecins qui n'admettent pas la pleurésie primitive. — Bien que la pleurésie
à forme insidieuse ne soit pas très rare, celle-ci m'a paru
étrangement torpide. — Comme elle s'était produite du côté
gauche, elle devait faire suspecter un poumon déjà atteint,
et fournir un argument en faveur de la tuberculose. — Si
elle n'était point l'effet, elle pouvait être, pour certains
médecins, la cause de la localisation de l'exacanthe ou de
son évolution plus rapide, en créant un « *locus minoris
resistentiæ* (1). »

Hémorrhoïdes. — Parmi les antécédents du malade, il
est une autre affection, diathésique, qui a joué dans l'évolution du kyste, un rôle moins contestable : je veux parler
des hémorrhoïdes : leur suppression a coïncidé en 1879,
avec une douleur localisée au sommet gauche, siège proba-

1. Petit. Congrès de Nantes, 1875, *de locis minoris resistentiæ*
Dieulafoy, path. interne, T, II. p, 221.

ble de la tumeur ; en 1880 et 1881 avec une toux et une expectoration passagères, mais caractéristiques, et semblables de tout point à celles de 1883. Ces dernières devaient être le prélude de l'expectoration hydatique.

Cette coïncidence n'est pas nouvelle : sans doute je n'ai pas rencontré d'observation qui mit en évidence les hémorrhoïdes ; mais tous les auteurs qui ont écrit sur le kyste hydatique, ont fait intervenir dans sa localisation et son évolution, des causes analogues : d'abord, le traumatisme (1) et l'épanchement sanguin ou la fluxion qui s'ensuit ; puis, des congestions produites par les causes les plus diverses : la congestion menstruelle (2), les congestions supplémentaires des règles (3), l'action du corset sur le foie (4), l'influence de la grossesse (5) ; enfin la congestion fonctionnelle d'un muscle (6).

L'opinion de tous ces auteurs peut se résumer ainsi : l'épanchement traumatique a occasionné la sortie de l'embryon hors des vaisseaux. S'il n'y a pas eu de traumatisme, la fluxion a fait sortir le parasite hors du système

1. Escarraguel (th. de Montpellier 1838). — Roche et Sanson. — Cruveilhier, traité d'an. path. — Follin, traité de path. externe. — Tillaux, Boncour, th. de Paris 1878. — Danlos, th. de Paris, 1879. — Duvernoy, th. de Paris 1879. Martinet, th. de Paris 1880. — Bobrie, th. de Paris 1881. — Kirmisson, *archives générales de médecine*, nov. 1883.

2. Morgagni.

3. Roche et Sanson, — Danlos, p. 19.

4. Morgagni, Danlos.

5. Finsen, Danlos.

6. Danlos. Mais M. Segond suppose l'épanchement sanguin traditionnel.

circulatoire, par une sorte de diapédèse (1), comme les éléments figurés du sang. Dans l'un et l'autre cas, l'afflux sanguin a fourni à l'exacanthe des éléments abondants de nutrition et a déterminé son évolution.

Je ne sais si la première hypothèse, qui fait sortir l'embryon des capillaires, est nécessaire et basée sur des faits. Le parasite, retenu dans un capillaire, a-t-il besoin, pour son développement, de traverser la paroi cellulaire qui l'isole ? Et cette paroi constitue-t-elle un obstacle à l'apport des liquides nutritifs ? Je n'ai pas qualité pour prononcer ; pourtant, j'incline à penser (2) que cette manière de voir s'inspire trop des idées anciennes ; le traumatisme y jouait le rôle de cause et un épanchement sanguin était le prélude obligé d'un kyste hydatique (3) !

Il est plus prudent, peut-être, de ne garder que la seconde hypothèse qui attribue à la congestion un rôle de nutrition ; elle se défend bien en s'appuyant sur des faits classiques.

Voici ma manière de voir ; je vais l'exposer en prenant mon hémorrhoïdaire pour point de départ ; elle est facile à géréraliser à tous les cas : l'embryon exacanthe arrive au poumon par une des voies que j'ai énumérées ; en sa qualité d'être vivant, il faut qu'il y trouve des éléments de nutrition ; le poumon sain pourrait les lui céder facilement, car il est très vasculaire ; il les lui fournira mieux parce que cet être vivant est pour lui un corps étranger et va

1. Danlos, p. 40.

2. Pajot. Th. inaug. sur les kystes hyd. du foie. — Regnault Dict. 1837, Oreillard, th. 1869.

3. Baron. *Mémoires ac. de médecine*, 1845.

s'entourer d'une zône congestive plus ou moins étendue. Mais il les lui fournira mieux encore, s'il survient quelqu'autre cause de congestion, une affection pulmonaire, par exemple : et dans cet ordre de faits, je place les congestions supplémentaires (1).

L'hémoptysie supplémentaire chez la femme est chose classique ; mais ce qui est classique aussi chez elle, c'est l'hémoptysie à la fois supplémentaire et symptomatique des tubercules. « Chaque fois, disent les auteurs, que la femme a des hémoptysies, même aux époques menstruelles, il faut craindre la tuberculose. » Le tubercule est un corps étranger, un parasite dans le poumon ; il y détermine une congestion propre et il y dérive, — pars attrahens, — la congestion menstruelle.

Peut-on rencontrer une analogie plus frappante, et mon hémorrhoïdaire qui a des hydatides dans le poumon ne reproduit-il pas la physionomie pathologique d'une femme réglée et tuberculeuse ?

Je me permets donc de conclure que le flux sanguin, quand il se supprimait chez lui, était attiré au poumon par le kyste hydatique. Il a ainsi déterminé des congestions qui se sont manifestées, soit par de la douleur, soit par une toux et une expectoration spéciales, et ces congestions ont constitué une série de coups de fouet qui a provoqué l'accroissement périodique de la tumeur (2). En dernier lieu, la rupture s'est produite par un mécanisme sur lequel je reviendrai.

1. Danlos p. 41.
2. Finsen signale de même l'accroissement périodique déterminé par plusieurs grossesses.

Il n'est pas hors de propos de remarquer, que, dans le cas qui nous occupe, l'hémoptysie supplémentaire fut prise en défaut, comme il arrive, hélas! trop souvent chez la femme, au début de la phthisie. Elle fut défendue par notre médecin futur, avec un entêtement rare, où le naturel et l'instinct de la conservation se montraient au galop : « lui poitrinaire! mais il mangeait bien, buvait de même, fonctionnait admirablement, dormait à merveille, travaillait sans relâche! A part sa toux et ses hémoptysies, sa santé n'avait jamais été aussi parfaite! » Il invoquait ses antécédents arthritiques, les caractères de sa toux, de ses crachats, et le reste, avec l'éloquence de l'honnête homme qui devine bien qu'on le déshonore! — Il méritait presque d'avoir raison, puisqu'il n'avait pas de tubercules ; mais il avait un kyste pulmonaire, et il a eu tort quand même ! Juste leçon de sage réserve pour l'avenir !

Dépression. — Quelques semaines avant la toux, notre malade a ressenti une sensation de dépression profonde, tout à fait inaccoutumée. Je ne sais si l'on retrouverait dans une autre maladie un état comparable ; l'essoufflement fébrile du phthisique est loin d'en rendre compte. On le rencontrerait peut-être mieux dans les maladies du poumon qui diminuent l'hématose, comme l'emphysème ; je suppose, bien entendu, l'élément fièvre absent. Cette interprétation me paraît fondée ; parce que le malade était devenu très frileux depuis quelques hivers.

Hearn compare cette étrange sensation « à l'anéantissement que présentent les malades atteints de la maladie d'Addison. » Je la comparerais plus volontiers, à la somnolence que provoque l'ingestion du chloral ; il y a en effet, tendance au sommeil, assoupissement. Les sujets atteints de la maladie bronzée que j'ai interrogés n'ont accusé que l'asthénie simple.

Quoi qu'il en soit, tous les auteurs signalent ce symptôme et sont frappés du « contraste qui existe entre cette dépression, ce sentiment d'anéantissement, et la conservation de l'embonpoint et du système musculaire. »

Ce sentiment de dépression a diminué dès l'apparition des hémoptysies ; il n'existait plus après la rupture du kyste. — Ceci n'est pas conforme aux autres faits observés : il persiste souvent pendant tout le cours de la maladie. On peut admettre que dans ces derniers cas, le kyste était très volumineux, rigide, calcifié et que la proportion de la surface respiratoire n'a pas été modifiée par sa rupture.

Dyspnée. — Il n'y a jamais eu de dyspnée véritable. Peut-être cette dépression s'accompagnait-elle d'une certaine accélération respiratoire ; elle était peu sensible, dans tous les cas. Les mouvements thoraciques n'ont pas été comptés.

D'ailleurs, il peut arriver que la dyspnée manque ; il en est ainsi dans les débuts brusques. Mais elle est considérée comme un symptôme fréquent par tous les auteurs. Davaine dit positivement : « le symptôme le plus constant et le plus marqué est la dyspnée. » Hearn est, à peu de chose près, de son avis.

Quoi qu'il en soit, cette absence de dyspnée confirme l'opinion déjà émise que le kyste n'atteignait pas de grandes dimensions.

Douleur. — La douleur au sommet gauche qui s'est produite en 1879 peut être rattachée avec vraisemblance au kyste hydatique, et aider à en déterminer le siège. Les années suivantes, elle ne se reproduisit que sous une forme très atténuée. Elle a sans doute été le premier symptôme de la maladie ; elle rappelle assez bien cette description de Finsen : « le symptôme le plus fréquent, dit-il, et le premier qui occupe un échinocoque est la douleur ;..... — en interrogeant le malade, on en trouvera qui, même avant la découverte de la tumeur ont éprouvé une douleur, la plupart du temps pongitive, à l'endroit où la tumeur s'est développée. » Du reste, la douleur a une marche variable ; souvent elle est nulle ; elle peut présenter des irradiations multiples. Elle constitue donc un symptôme peu important pour le diagnostic.

D'après Hearn, les douleurs sont persistantes dans le kyste pleural ; comme chez notre malade elles n'ont été rien moins que persistantes, c'est une raison de plus pour que le kyste ait été pulmonaire et central.

Début. — Le début, chez notre malade, n'a rien offert d'intéressant à signaler.

Certains kystes se manifestent brusquement, à la suite d'un traumatisme, d'une émotion vive (Finsen, Davaine) et le symptôme initial est alors, soit une hémoptysie plus ou moins grave, soit un accès de suffocation et l'expectoration des hydatides, soit la perforation de la plèvre ; mais ces cas sont exceptionnels. Le début lent est la règle.

Sous ce rapport, comme sous plusieurs autres, la marche de la maladie a été celle le plus communément observée.

Toux. — La toux offre des caractères très variables : généralement elle est sèche pendant quelque temps, sa durée ne peut être déterminée ; on l'a vue persister une année, deux années, avant tout autre symptôme. Il est arrivé aussi qu'elle a manqué.

Elle peut être grêle et sèche et rappeler la toux de la phthisie à son début. Elle est souvent quinteuse, éclatante ; c'était le cas chez notre malade. Elle finit presque toujours par s'accompagner d'une expectoration constituée par du sang et du mucus.

En résumé, la toux manque rarement dans les cas d'hydatides pulmonaires, mais elle est d'un faible secours dans le diagnostic.

Quand il arrive, comme chez notre parent, qu'elle est sonore, éclatante, quinteuse dès le début, elle écarte plus tôt l'idée de tuberculose.

Voix. — La voix de notre malade était enrouée ; elle est restée telle pendant toute la première période de sa maladie. Cet enrouement peut s'expliquer par la congestion générale de la muqueuse aérienne. D'ailleurs l'arrière-gorge était rouge à la même époque ; et il s'est produit des épistaxis. Tous ces faits proviennent sans doute de la même cause. Hearn s'arrête à peine aux caractères de la voix et il dit seulement que les quelques faits notés « n'ont aucune signification. » Quoi qu'il en soit, l'enrouement de notre malade était un signe de mauvais augure ; il est fréquent au début de la phthisie.

Laryngite. — Je viens de dire à quelle cause je rattachais la laryngite. Les auteurs y font à peine allusion. Chez notre ami elle s'accompagnait d'une sensation de corps étranger très nette et persistante. Il faut sans doute voir là un fait d'ordre réflexe, absolument analogue à celui que l'on observe chez les calculeux ; on sait que ceux-ci ressentent de la douleur à l'extrémité de la verge.

Déformation thoracique. — La déformation thoracique a été nulle et le fait ne doit pas nous étonner : nous avons tout lieu de croire que la tumeur est restée de dimension assez faible. La voussure n'est pas un signe fréquent du kyste hydatique ; elle n'est signalée que 23 fois sur les 140 observations de Hearn. En revanche, elle constitue, quand elle existe, un signe d'une grande importance (Trousseau). Il permet d'éliminer la phthisie ; et comme la pleurésie ordinaire occasionne la dilatation uniforme du thorax, le diagnostic se restreint assez nettement entre le kyste hydatique et la pleurésie enkystée.

Frémissement hydatique. — Le frémissement hydatique n'a pas été cherché : c'est d'ailleurs un symptôme rare, même dans les kystes hépatiques.

Hearn dit en parlant des hydatides pulmonaires « qu'on n'a jamais eu, à sa connaissance, l'occasion de constater le frémissement hydatique. Davaine est à peu près du même avis. Finsen déclare ne l'avoir observé dans aucun cas de kyste hydatique, pulmonaire ou autre.

Roger cependant, fait l'éloge de ce signe « pathognomonique. » Mais il ne l'a, m'a-t-il semblé, jamais rencontré !

Vibrations vocales. — Les vibrations vocales n'ont jamais été modifiées ; il n'en faut pas chercher d'autre cause que la situation centrale et le petit volume de la tumeur.

Il n'est pas fait mention des vibrations thoraciques dans la plupart des observations ; Hearn signale 9 fois seulement leur diminution, sur 140 cas.

Epistaxis. — Les épistaxis peuvent s'expliquer comme l'enrouement : la muqueuse nasale participait à la congestion de la muqueuse des voies aériennes. Des faits de ce genre ne sont pas rares : les épistaxis se rencontrent dans les mêmes conditions chez les phthisiques et aussi chez les sujets atteints de la grippe.

Mais le kyste hydatique ne prédispose-t-il pas aux épistaxis, comme nous verrons qu'il prédispose à l'urticaire ? Davaine dit à ce propos : « une disposition aux hémorrhagies paraît aussi la conséquence des hydatides du foie ; nous connaissons plusieurs cas dans lesquels il s'est manifesté des épistaxis répétées et abondantes et d'autres dans lesquelles on a observé des métrorrhagies. » Cette observation peut-elle s'appliquer aux hydatides pulmonaires ? De nouvelles observations permettraient seules de répondre à cette question.

Percussion. — La percussion n'a pas donné des indications nettes, persistantes, comme on l'aurait sans doute, supposé.

Aux sommets, la sonorité, un peu exagérée, jointe à

une légère obscurité de la respiration, a indiqué un commencement d'emphysème. Mais on ne doit voir là qu'une coïncidence : le malade ne tousse que depuis quelques jours ; — c'est un état commun chez les arthritiques ; — l'emphysème est rare dans le kyste hydatique du poumon, même après que la toux s'est prolongée longtemps (Hearn). Je reviendrai tout à l'heure à la sub-matité qui a accompagné les hémoptysies et les symptômes de congestion pulmonaire, en traitant de l'auscultation.

D'autre part la matité monte un peu haut à la base du poumon droit ; est-ce le foie normal qui s'élève un peu plus que de coutume ou ne renferme-t-il pas un kyste hépatique de l'avenir ? Quoi qu'il en soit, le malade n'a jamais ressenti aucune douleur en ce point et il n'y a jamais été constaté de signe de congestion.

Contrairement à notre observation, la percussion donne le plus souvent des indications très précises sur le siège et l'étendue de la tumeur. Les résultats sont mentionnés dans soixante-deux des observations de Hearn.

D'ailleurs, on comprend que, si la matité ne manque pas dans les kystes qui ont pris un grand développement, elle peut être à peine perceptible ou nulle quand une lame de tissu pulmonaire reste interposée entre la tumeur et la paroi thoracique. Cette dernière disposition indique que le kyste n'a pas atteint de bien grandes dimensions ; nous admettons que tel était le cas chez notre sujet.

La matité est un signe commun aux kystes thoraciques et à la pleurésie. Il est à propos de constater que dans la pleurésie commune, elle affecte une forme régulière et déclive qui ne se reproduira que très accidentellement

dans le cas de tumeur. La matité de la pleurésie enkystée
peut se rapprocher beaucoup plus, par sa forme, son siège
et ses limites de la matité d'un kyste hydatique.

Quand celui-ci était très volumineux, le tissu du poumon condensé à sa périphérie, aurait donné lieu parfois
au bruits kodique.

Auscultation. — Je néglige l'auscultation du début de
la maladie que j'ai déjà rappelée à la percussion, et j'arrive
en juillet 1882, époque où se sont produites des hémoptysies abondantes. Les râles de la congestion pulmonaire
ont alors coïncidé avec de la submatité et de la gêne loca-
isées au sommet gauche; il s'est produit, en outre, une
oppression notable.

Ces râles sont le seul signe très positif fourni par l'auscultation pendant tout le cours de la maladie. Ils ont disparu rapidement avec les hémoptysies, à la suite des injections d'ergotine. Pendant la période de suppuration, la
respiration s'est conservée absolument pure. Mon sujet a
été ausculté accidentellement par divers observateurs; tous
ont été d'accord sur ce point. Je chercherai plus loin à in-
terpréter ce fait imprévu.

La localisation temporaire, mais nette, des râles muqueux, de la submatité et de la gêne au sommet gauche,
donne lieu de penser que celui-ci était le siège du parasite.

Mais comment expliquer la disparition rapide, chez
notre ami, de la congestion pulmonaire, alors que les congestions chez les tuberculeux sont si tenaces, même avec
des lésions restreintes ? Comment expliquer surtout l'absence de phénomènes cavitaires pendant la période suppu-

rative, alors que la moindre cavernule manque si rarement de se manifester par des signes stéthoscopiques évidents ?

Je crois que la réponse à ces questions se trouve à la fois dans l'état des poumons et dans l'état général des sujets que nous comparons.

C'est une particularité signalée par tous les auteurs que les lésions engendrées par le kyste hydatique ont une tendance naturelle à se limiter. La petitesse du parasite, la lenteur de son évolution, l'accoutumance qui s'ensuit pour les tissus environnants, l'intégrité de la nutrition de ces tissus, l'intégrité remarquable de l'état général rendent bien compte de ce fait. Ainsi, les inflammations de l'appareil respiratoire sont relativement rares chez les porteurs de kyste. Le processus peut être tellement chronique, qu'un poumon entier s'indure, s'atrophie, se réduit à l'état de « coque », de « cuir », sans qu'on ait observé une poussée aiguë. La dyspnée, un traumatisme, une hémoptysie violente, un accès de suffocation ouvre la scène ; le malade succombe plus ou moins vite, et l'on trouve à l'autopsie que l'un des côtés du thorax est presque complètement occupé par une tumeur hydatique !

Quelle différence avec l'état et les tendances du poumon tuberculeux ? N'explique-t-elle pas que la congestion occasionnée chez notre parent par quelques ondées intempestives ait cédé avec une rapidité inusitée chez les phthisiques.

A la période suppurative, la différence entre les deux malades est plus marquée encore : Chez le tuberculeux, porteur de cavernes, il y a eu perte de substance ; la paroi de la caverne est constituée par des tissus granuleux, con-

gestionnés, épaissis, pris en masse ; la caverne est une cavité réelle et comme telle, elle vibre et résonne. Les liquides s'y accumulent ; lorsqu'elle est traversée par l'air à
chaque mouvement respiratoire, l'agitation des liquides
produit ces bruits de gargouillement, classiques, qui son-
nent si douloureusement à l'oreille du médecin, quand il
crache le sang.

Chez notre malade, les choses ont un tout autre aspect
après la rupture du kyste et l'établissement de la suppuration : il y avait eu simple refoulement des tissus, ceux-ci
étaient restés sains, avaient gardé leur souplesse. Ils ont
donc facilité le retrait de la poche. Les parois fibreuses,
minces, se sont rapprochées ; la cavité qui s'en est suivie
n'a jamais été béante comme celle du phthisique ; elle a
été plutôt une cavité virtuelle que je comparerais volontiers
à une cavité séreuse. Les liquides ne s'y sont pas accumu-
lés et l'air par son passage et ses vibrations, n'a pu y
reproduire aucun phénomène cavitaire.

Ces explications me paraissent acceptables dans le cas
qui nous occupe ; je m'empresse d'ajouter qu'une absence
aussi complète de signes stèthoscopiques est chose rare.
Dans une observation de Husson, où la marche de la maladie offre de nombreuses analogies avec la nôtre, on trouve
aussi que l'auscultation n'a fourni aucune donnée pré-
cise (1).

Mais le plus souvent, l'auscultation, de même que la
percussion, donne des renseignements précieux sur le
siège et l'étendue du kyste. Quand celui-ci était très volu-

1. Obs. LXXXXVI de Hearn.

mineux, on conçoit d'ailleurs, que les phénomènes cavitaires ne peuvent faire défaut après sa rupture. Le tissu pulmonaire est réduit à l'état de coque fibreuse et a perdu toute élasticité ; il serait bien impuissant pour combler une cavité de grande dimension.

C'est l'opinion de Davaine qui du reste est peu affirmatif : « On entendra probablement, dit-il, des bruits propres à l'entrée de l'air dans une caverne ou ceux du pneumothorax, lorsque le kyste communiquera avec les bronches. »

Hearn dit « ici nous avons affaire à une véritable caverne qui se traduira par un souffle creux et caverneux, et par du gargouillement, quelquefois même par un souffle amphorique et du tintement métallique ; et cela, en l'absence d'un pneumothorax. » Cependant, ajoute-t-il, M. Roger considère la résonnance bronchique de la voix comme un phénomène fort rare ; et lui-même ne put le constater chez un malade de M. Tessier à Royat. Hearn suppose encore, dans ces derniers cas, que le kyste était ouvert dans les bronches.

Je résumerais ainsi les données de l'auscultation dans les cas de kystes pulmonaires : au début de la maladie, le murmure vésiculaire peut être affaibli ou modifié suivant le volume et la situation de la tumeur ; suivant les inflammations bronchiques, pleurales, etc., relativement limitées, que sa présence détermine.

Les hémopty>es s'accompagnent le plus souvent de râles muqueux. L'ouverture dans la plèvre donne naissance aux symptômes du pneumothorax.

Après la rupture du kyste dans les bronches, les phénomènes stéthoscopiques sont en rapport avec l'étendue de la caverne. Mais le volume de celle-ci ne reproduit pas toujours le volume du kyste. Si celui-ci était jeune et sa paroi adventive peu épaisse, s'il était peu volumineux, la cavité sera très petite, ou nulle, ou virtuelle et l'on pourra ne percevoir aucun signe cavitaire. Si le kyste, au contraire, était ancien, volumineux, à paroi épaisse, la caverne qui s'en suivra fournira les mêmes signes que la caverne du phthisique.

Il m'a semblé que l'on n'avait pas assez tenu compte jusqu'ici des conditions d'âge et de volume du kyste dans l'appréciation des signes stéthoscopiques.

Phénomènes de voisinage. — Il n'en a été observé aucun chez notre parent.

Les phénomènes de voisinage sont parfois accentués, quand, par exemple, le kyste a pris d'énormes proportions. Mais le développement de la tumeur se faisant d'une façon très progressive, les organes qui sont en contact avec elle supportent relativement bien cette compression.

Le cœur peut être dévié et cette déviation s'accompagne de palpitations.

Les vaisseaux sont très rarement comprimés de façon à déterminer des œdèmes. Hearn cite cependant l'œdème des membres supérieurs par compression de la veine-cave supérieure.

Le kyste hydatique exerce sur les vaisseaux, les bronches, une action ulcérative dont je parlerai à propos de la rupture.

J'ai déjà fait allusion aux altérations du tissu pulmonaire : la zône enflammée est mince ; l'accroissement de la lésion est lent, et son étendue se mesure au volume et à l'âge du kyste. Cependant la compression des vaisseaux nourriciers par le kyste a pu occasionner la gangrène de certains points. Hearn la note 6 fois.

Hémoptysie. — L'hémoptysie du début a présenté tous les caractères que Bird et Hearn assignent aux hémoptysies de la première période, c'est-à-dire précédant l'ouverture du kyste. Elle a consisté en crachats petits, répétés, muqueux, sanguins, noirâtres ; je les ai décrits avec tout le soin possible dans le cours de mon observation. On ne saurait donner à ces crachats le nom d'hémoptysie ; c'était donc bien un simple suintement (oosing) sanguin (Bird).

Le mécanisme de leur production n'est pas parfaitement élucidé ; il me semble cependant qu'il peut s'établir ainsi : ils sont muqueux et petits parce qu'il s'est produit une inflammation bronchique limitée ; ils sont noirs parce qu'ils renferment du sang et que ce sang a séjourné dans les bronches.

Mais comment ce sang est-il sorti des vaisseaux ? Le kyste hydatique pulmonaire a des tendances ulcéreuses manifestes ; comme toutes les tumeurs qui s'accroissent, il détermine par compression l'anémie des tissus avoisinants et les détruit ; c'est ainsi qu'on trouve aux autopsies des bronches volumineuses, béantes, et que la mort est parfois déterminée brusquement par l'ouverture d'un gros vaisseau. Mais cette tendance ulcéreuse invoquée par les auteurs me paraît devoir être mise de côté, et aussi, la rupture des fins capillaires de la poche fibreuse. Le suintement sanguin que j'ai observé était beaucoup trop faible pour leur être attribué ; pendant plusieurs jours il ne se composa que de deux ou trois crachats dont le volume ne dépassait pas celui d'une lentille.

C'est ici que je ferais volontiers intervenir les idées de Cohnheim : il existe une congestion intense autour d'une tumeur qui de son côté s'accroît et comprime les vaisseaux. Or, « l'hyperémie passive peut aboutir à l'hémorrhagie. L'expérience de Cohnheim nous apprend, qu'il n'est pas besoin pour cela de solution de continuité dans les vaisseaux. Sous une certaine pression, tous les éléments du sang, globules et plasma, peuvent traverser les parois vasculaires intactes par des ouvertures très fines qui paraissent y exister normalement. Ces hémorrhagies sont plus souvent superficielles que parenchymateuses (Hémorrhagies intestinales dans la cirrhose, pulmonaires dans les affections auriculo-ventriculaires du cœur gauche) (1). La congestion même de courte durée détermine toujours des hémorrhagies légères par diapédèse » (2).

On observe cette sortie des éléments figurés du sang, dans bien des cas, par exemple dans la néphrite aiguë ; « sous l'influence de la fluxion, les capillaires du glomérule se dilatent, et à l'intérieur de la capsule s'épanche un exsudat albumineux qui contient des globules blancs et des globules rouges passés par diapédèse » (3) — Dans le même ordre de faits, je signalerai les cas de pleurésie hémorrhagique par congestion pleuro-pulmonaire. M. le docteur Moutard-Martin vient de faire à la *Société médicale*

1. Kelsch, Art. congestion. *Dict. encyclopédique*. p. 844.
2. P. 862, *loc. cit.*
3. Dieulafoy, *path. interne* t. II, p. 301.

des hôpitaux une communication sur ce sujet. Il emploie l'expression « d'exhalation sanguine » qui écarte l'idée de toute rupture (1).

Il arrive que dans des cas de congestion pulmonaire intense, suite de lésions valvulaires, le malade crache une écume rosée. M. le professeur Trastour appelait, il y a peu de temps, l'attention de ses élèves sur la gravité de ce symptôme. C'est encore un bel exemple de la sortie du sang par diapédèse. — Et encore, dans l'infarctus, la « fluxion collatérale élève la tension dans les capillaires, elle provoque une congestion violente, un œdème, une issue des globules blancs et rouges par diapédèse (2) etc.

Je pourrais citer d'autres exemples, mais je crois que les idées de Cohnheim ne sont guère contestées.

Quoi qu'il en soit, ces crachats attirèrent immédiatement l'attention du futur docteur, qui ne cessa d'en opposer les caractères à ceux de l'hémoptysie classique de la phthisie, vermeille, aérée, formée de sang pur. Il n'avait jamais observé rien de semblable depuis plusieurs années qu'il fréquentait les hôpitaux ; et il ne les retrouva plus depuis. Si ce n'était la rareté extrême des hydatides pulmonaires en France, qui en écarte la pensée, il me semble que la présence de ces crachats suffirait presque à fixer le diagnostic. Je fais exception, bien entendu, pour les cas où l'hémoptysie manque ; — ou bien est abondante, brusque et alors formée de sang pur.

Sans doute, l'hémoptysie tuberculeuse laisse dans les voies respiratoires, du sang qui noircit, mais il n'est pas muqueux

1. *Semaine médicale* du 20 décembre 1883.
2. Dieulafoy, Path. int. T. I p. 381.

et son expectoration suit celle de sang vermeil. L'hémoptysie cardiaque, répétée, tenace, foncée en couleur, sera attribuée à sa vraie cause à la suite de l'examen du cœur. Peut-être ce sont les petits crachats rouillés que l'on rencontre dans l'angine glanduleuse qui se rapprochent le plus de l'expectoration qui m'occupe; l'examen de l'arrière-gorge et la localisation du mal peuvent éclairer le diagnostic.

Injections d'ergotine — Je me contente de signaler l'efficacité de l'ergotine, contre les hémoptysies et la congestion pulmonaire.

J'ai donné très exactement le régime ordonné par M. le docteur A. Robin pendant la période suppurative ; il était surtout destiné à soutenir le malade et à lui permettre de faire les frais d'une suppuration qui pouvait l'épuiser.

Je passe sous silence les remèdes préconisés pour tuer le parasite ; on n'en connaît pas d'efficace.

Les médecins australiens s'accordent pour ponctionner le kyste pulmonaire, comme le kyste hépatique.

État général. — J'ai eu l'occasion de dire déjà, que l'état général se maintenait relativement bon, comme chez notre sujet. Dans la tuberculose, au contraire, l'état général et l'état du poumon vont généralement de pair.

Les causes de cette différence sont très apparentes : dans le kyste hydatique, une portion seulement de la surface pulmonaire est anéantie ; le reste est sain et s'efforce par un surcroit d'activité, de compenser la perte. Les voies digestives ne sont pas atteintes comme il arrive si souvent dans la tuberculose.

Nous avons même vu que les inflammations des organes respiratoires n'étaient ni fréquentes, ni étendues. La fièvre n'apparaît que par accident ; elle ne s'établit d'une façon permanente qu'à la période ultime de la maladie. Il en est de même pour les sueurs.

Cependant, l'état des forces n'est pas tout-à-fait intact ; nous avons noté la dépression du début de la maladie et une certaine faiblesse au moment où la suppuration était le plus active.

Rupture du kyste. — « La tendance naturelle de tout kyste pulmonaire, dit Hearn, est de se frayer une voie vers l'extérieur, soit par les bronches, soit par la plèvre. » J'ai déjà mentionné l'action ulcéreuse du kyste sur les bronches et les vaisseaux. Les bronches surtout, dures et rigides, ne se laissent pas comprimer comme le tissu du poumon : elles sont détruites, se dilatent, et s'ouvrent dans la cavité hydatique comme dans les cavernes tuberculeuses. L'ouverture des bronches dans cette cavité peut laisser passer l'extrémité du doigt ; du reste, l'expectoration par les bronches, qui est la terminaison la plus fréquente des hydatides pulmonaires, est la meilleure preuve de leur destruction.

Au niveau de l'ouverture des bronches ainsi béantes, la paroi du kyste est sans soutien : qu'il survienne le moindre traumatisme, un accès de toux un peu violent, la rupture s'y fera, et l'engagement des hydatides dans l'orifice s'ensuivra naturellement.

Dans le cas particulier de notre ami, il y avait eu sans doute accroissement rapide de la tumeur, sous l'influence d'une poussée congestive. Le tissu pulmonaire, refoulé subitement, n'avait pas perdu son élasticité et comprimait la tumeur qui a cédé par son point faible. L'accès de toux, dû à la congestion pulmonaire, a pu être la cause déterminante.

Je conviens que je viens d'émettre une hypothèse ; je crois seulement qu'elle peut s'appliquer à bien des cas.

Expectoration hydatique. — L'expectoration hydatique, chez notre malade, fut pénible seulement les premières fois qu'elle se produisit ; les vésicules alors expulsées étaient pourtant d'un volume relativement petit. Après l'établissement de la suppuration, leur rejet se fit par simple expuition.

On peut trouver plusieurs causes à cette particularité : les premières vésicules devaient traverser un trajet encore étroit ; — elles étaient intactes, résistantes et se rompaient difficilement dans ce trajet ou à leur passage à la glotte ; — la sensibilité des voies aériennes n'était pas encore émoussée comme elle le fut depuis.

Au moment où la suppuration s'établit, quelques larges vésicules furent expulsées à peu près entières ; mais elles se déchiraient à la moindre traction.

Dans la suite, je n'observai plus que des fragments de membranes.

L'expectoration hydatique cessa en même temps que la suppuration, qu'elle entretenait sans doute ; elle avait duré une année. Il n'est pas besoin d'ajouter quel est le signe pathognomonique de la maladie qui nous occupe. Finsen dit même qu'elle est le seul signe qui puisse la faire recon-

naître. Elle est la terminaison la plus favorable des échinocoques pulmonaires ; 70 fois sur 140 cas, elle a amené la
guérison. Sa durée est très variable : tout le parasite est
quelquefois expulsé en un seul accès de suffocation ; on l'a
vu se reproduire pendant trois ans.

Suppuration. — La suppuration s'est manifestée six
semaines après la rupture du kyste ; cette complication suit
fréquemment la rupture et même la simple ponction du
kyste hépatique ; il n'est pas étonnant que le même fait se
produise pour le kyste pulmonaire, accessible à l'air. Les
kystes à vésicules fines y seraient plus sujets, d'après
Frérichs.

Cette suppuration paraît être une condition essentielle
pour la guérison. La caséification des hydatides dans le
poumon, organe élastique et sujet à des inflammations
répétées, doit être fort rare. Il est même encore des médecins qui la nient pour les kystes du foie.

La suppuration peut être fétide, quand le pus a séjourné
dans une caverve. Chez notre malade, il n'avait pas
d'odeur, sans doute parce qu'il était, comme nous l'avons
dit déjà, rejeté à mesure de sa formation.

La suppuration peut entraîner l'infection purulente. Elle
est intarissable quand la poche ne se rétracte pas, et le
malade succombe dans le marasme.

Elle avait duré un peu plus de dix mois chez notre sujet.

Fièvre. — La fièvre ne s'est produite chez notre malade que d'une façon accidentelle : légère au moment de

l'urticaire ; un peu plus sérieuse quand la suppuration s'est établie. Il en est ainsi dans tous les cas qui ne sont pas suivis de suppuration prolongée ; elle revêt alors le caractère de la fièvre hectique.

Décubitus. — Le malade s'était toujours couché sur le côté gauche. Il a dû, après la rupture du kyste, se coucher invariablement sur le côté droit. Il était réveillé et pris d'hémoptysie, dès que, pendant son sommeil il se trouvait tourné à gauche. Il se produisait, sans doute, une congestion mécanique qui occasionnait les hémoptysies.

Ces faits sont contraires à ceux que l'on observe dans la pleurésie avec épanchement. L'on sait que dans cette dernière affection, le malade se couche sur le côté atteint, pour laisser son libre jeu au poumon sain.

Cette question du décubitus est à peine traitée dans les auteurs.

Sueurs nocturnes. — Les sueurs nocturnes se sont produites aux mêmes époques que la fièvre. Elles ont duré pendant trois ou quatre semaines après le début de la suppuration.

Les sueurs nocturnes ne sont pas communes dans le cours de la maladie que nous décrivons ; elles ne sont mentionnées que 10 fois dans les 140 observations de Hearn.

Déformation des doigts. — Ce symptôme n'a pas existé chez notre malade ; il est, d'ailleurs, très rare, on ne le compte que 2 ou 3 fois sur 100 cas. Sa valeur diagnostique est nulle ; on peut le rencontrer dans toutes les affections chroniques des organes respiratoires.

Siège et volume. — Le siège probable du kyste était, je l'ai dit, le sommet gauche.

Son volume devait être assez faible ; cependant, étant donné que l'expectoration hydatique s'était renouvelée quinze fois, on ne saurait lui attribuer un volume moindre qu'un petit œuf de poule. On peut supposer que les vésicules remplissaient la cavité du kyste ; j'incline d'autant plus à le croire que le malade n'a pas remarqué le liquide clair et transparent et n'a pas senti de goût salé au moment de la rupture du kyste.

URTICAIRE

L'urticaire est la complication la plus constante, la moins grave, et en même temps la moins expliquée du kyste hydatique. On attribue généralement sa production à la pénétration du liquide hydatique dans les cavités séreuses ; ou bien ce liquide serait absorbé, et grâce à des propriétés spéciales, irriterait les terminaisons nerveuses de la peau, et produirait l'urticaire ; ou bien celle-ci se produirait par action réflexe.

Je rappelle que chez le malade que j'ai observé jour par jour, une poussée aiguë d'urticaire est apparue le 9 juillet, alors que la rupture du kyste avait eu lieu le 16 juin précédent ; — et encore, que dans la dernière quinzaine de septembre, la suppuration étant établie depuis six semaines, des plaques d'urticaire ont accompagné constamment les expectorations hydatiques et toutes les hémoptysies. Cette coïncidence s'est reproduite plus de dix fois ; elle se montrait le plus souvent vers 8 ou 9 heures du soir. Les hémoptysies étaient provoquées par le froid aux pieds. — Pour que le tableau soit complet, je prie de ne pas oublier que mon sujet est un arthritique et qu'il a eu dans son enfance une poussée violente d'urticaire. Mais je tiens à faire observer, que malgré cette prédisposition, les éruptions ortiées ont été chez lui moins fréquentes que chez beaucoup d'autres. Il n'en a souffert qu'une fois, si ses souvenirs sont fidèles. Jamais les crustacés, les huîtres, etc., dont il fait à l'occasion, largement usage, n'ont donné lieu à aucun accident de ce genre.

Ces faits sont en désaccord avec la pathogénie généralement admise de l'urticaire hydatique. Je vais essayer de montrer que l'on s'est peut-être trop hâté de fixer cette pathogénie ; je ne ferai, en cela, qu'avancer dans une voie ouverte par M. Dieulafoy. Qu'on me permette de reprendre rapidement cette question :

C'est Finsen, qui le premier signale la production de l'urticaire, après la rupture du kyste hydatique dans le péritoine. Il avait eu l'occasion d'observer le même fait après la rupture d'un kyste pulmonaire dans la plèvre, et il en conclut que « ce symptôme n'est pas pathognomonique du seul épanchement dans la cavité abdominale, mais de l'épanchement dans les cavités séreuses en général. »

Je reconnais bien qu'il y a eu dans les observations de Finsen, coïncidence entre la rupture du kyste, l'épanchement *certain* de son contenu dans une séreuse et l'éruption ortiée ; mais j'avoue que rien ne me paraît établir une relation de cause à effet entre les deux derniers phénomènes.

Finsen lui-même eut l'occasion de constater cette éruption dans le cours de l'opération de Récamier, il concilie ainsi cette observation avec sa théorie : « l'adhérence entre l'échinocoque et le péritoine a permis en quelque endroit au liquide contenu dans l'échinocoque, de se glisser dans la cavité abdominale. » On devrait accepter sans conteste cette explication, qui est fort plausible en elle-même, si le fait principal était hors de discussion ; mais il n'en est rien. Finsen fait simplement là une deuxième hypothèse.

Quoi qu'il en soit, la manière de voir de Finsen a été acceptée avec quelques réserves toutefois par tous les auteurs. Hearn dit : « nous ferons d'abord remarquer que ces éruptions n'ont jamais été observées qu'à la première ponction ; les évacuations suivantes ne les produisent pas. Or, on sait que lorsqu'un kyste a été ouvert une première fois, la nature du liquide qu'il contient se modifie complètement ; il faut donc, pour que l'urticaire se produise, que le liquide hydatique soit très pur. Est-ce la nature alcaline de ce liquide ; est-ce la présence des crochets ? Nous l'ignorons ; en tous cas, nous concevons parfaitement l'irritation directe de la séreuse, mais par quelle voie cette irritation va-t-elle jusqu'au tégument externe ? »

Et plus loin, Hearn rappelle que l'on a constaté « à deux reprises » l'apparition d'une éruption ressemblant à de l'urticaire, à la suite du traitement du kyste hépatique, par l'électro-puncture, et il ajoute : « *probablement*, quelques gouttes de liquide étaient tombées dans le péritoine. »

En 1875, M. Feytaud a consacré sa thèse (1) à la défense de cette théorie : il rappelle les observations de Finsen et en ajoute 11 nouvelles, dans lesquelles l'urticaire s'est produite pendant la ponction du kyste. Chez l'un de ses malades, l'urticaire a tardé deux jours et quatre chez un autre. Voici comment M. Feytaud explique ces retards : il se demande « si une vésicule formant valvule ou bouchon aurait mis momentanément obstacle à l'issue du liquide, etc. ? » « Cela est possible, ajoute-il ; c'est même probable, *si la théorie de Finsen est vraie*? »

1. Feytaud, Thèse de Paris, 1875.

Il s'agit précisément de savoir si la théorie de Finsen est vraie !

M. Feytaud cite lui-même une observation du docteur Baudot (1) qui contredit la théorie de Finsen « dès 1869 » l'année où celle-ci était publiée en France. « Le docteur Baudot, dit-il, a observé l'urticaire chez une femme à laquelle *on devait* faire la ponction d'un kyste hydatique du foie. » M. Feytaud conclut : « Le manque absolu de détails ne permet pas de mettre ce fait à profit » !

A mon idée, ce fait joint à plusieurs autres semblables, peut être mis à profit pour montrer que, si, ce qui est indéniable, l'urticaire accompagne fréquemment l'affection hydatique, cette éruption est indépendante et du liquide hydatique et de sa pénétration dans les séreuses.

C'est à la page 22 de sa thèse que M. Feytaud cite le cas du docteur Baudot. Et on lit à la page 28 : « un kyste hépatique à parois intactes ne produit pas l'urticaire ; elle ne se montre que lorsque le trocart est allé à travers le péritoine, ouvrir un de ces kystes » !

Enfin, je note ici une observation de M. Dieulafoy, « ou le malade, avant même la fin de l'aspiration, fut pris, sous ses yeux, de démangeaisons ortiées. »

Pour résumer ce qui précède, qu'on me permette d'énumérer les hypothèses successivement émises pour faire rentrer tous les cas dans la théorie de Finsen : les adhérences dans l'opération de Récamier ont été incomplètes ; — après toutes les ponctions faites avec l'aiguille de Dieulafoy, qui sont si communément suivies d'urticaire, la pé-

____

1, Baudot, affections de la peau, Paris, 1869, p. 43.

tite plaie a, chaque fois, laissé filtrer du liquide hydatique ; il en a été de même quand on a employé les aiguilles à électro-puncture ; — quand l'éruption a tardé deux ou quatre jours à se produire, une vésicule a formé soupape ; ou bien l'incubation de l'urticaire a été de deux ou quatre jours, alors qu'elle est habituellement nulle. — Enfin, dans le cas emprunté à M. Dieulafoy, on s'est forcé d'admettre que du liquide hydatique pénétrait dans le péritoine, alors que l'aiguille était en place et que l'aspiration fonctionnait encore ! etc.

Ce n'est pas, il me semble, être présomptueux que de douter de l'exactitude d'une hypothèse qui exige tant d'hypothèses pour se soutenir.

Mais la théorie de Finsen n'avait pas été la seule émise pour expliquer l'apparition de cet exanthème : on avait rappelé la remarque de Graves que l'urticaire suit fréquemment l'ictère, dans les affections du foie. Nous avons vu qu'elle se produisait indépendamment de cette cause, dans le kyste hépatique, et qu'elle peut accompagner le kyste du poumon. D'autre part, M. Dieulafoy avait émis l'idée que la piqûre du foie pouvait être incriminée, mais cette piqûre qui n'est pas rare en d'autres occasions, ne produit pas alors cette complication.

La théorie de Finsen fut donc acceptée, et en 1877, M. Davaine, rappelant les conclusions de M. Feytaud, formulait son opinion en ces termes : « Cette éruption dont la cause a été fort discutée, me paraît due à l'absorption de quelques principes contenus dans le liquide hydatique », dont il compare l'action à celle des moules, des huitres, des fraises, etc.

Mais dans la même année 1877, M. Dieulafoy (1), signalait des cas d'urticaire, « pendant l'évolution du kyste », tout à fait analogues à celui du docteur Baudot. Cette urticaire n'avait pas été précédée, comme c'est le cas habituel, « d'un traumatisme, piqûre, ponction, rupture »; elle avait été spontanée. M. Dieulafoy en comptait cinq cas : celui du docteur Baudot, un autre du docteur Laveran ; les trois derniers lui sont personnels. Chez le malade qui fait le sujet de l'étude de M. Dieulafoy, l'urticaire s'était montrée trois années avant toute intervention, et à « plusieurs reprises » pendant « plusieurs mois. »

Dans l'étude en question, M. Dieulafoy ne fait pas allusion, quand il énumère les causes de l'urticaire, à l'épanchement dans les séreuses. Il cite le « traumatisme, piqûre, ponction et rupture », et termine en demandant des faits nouveaux d'urticaire pendant l'évolution de la maladie. Dans son traité de pathologie il n'agite pas la question.

Il paraît d'ailleurs que l'on n'a pas attaché à ce travail de M. Dieulafoy, une importance suffisante pour modifier les idées anciennes. Dans une note ajoutée par les traducteurs de Kaposi, MM. Besnier et Doyon, ceux-ci admettent la production de l'urticaire hydatique par action réflexe, à la suite de l'épanchement du liquide dans le péritoine (1881).

1. Dieulafoy. *Gazette hebdomadaire*, n° 30, 1877.

CONCLUSIONS

Des éléments de discussion que je viens de résumer, j'ose tirer les conclusions suivantes :

1° Tout sujet en puissance d'hydatides est prédisposé à une urticaire spéciale ;

2° Cette éruption peut se manifester spontanément et précéder les autres symptômes de plusieurs années (Baudot, Laveran, Dieulafoy).

Il est probable que cette éruption spontanée passe parfois inaperçue ; le médecin n'a pas l'occasion de la constater, et le malade ne la remarque pas ou ne la signale pas;

3° Elle peut se produire sans la pénétration du liquide hydatique dans l'organisme par les séreuses, ou toute autre voie (cas d'urticaire spontanée, observation personnelle);

4° Elle est indépendante de l'ictère : car elle se présent alors même que cette complication a été absente dans le kyste hépatique ; et elle s'observe dans le kyste du poumon. (Finsen, observation personnelle);

5° Elle est indépendante de la piqûre du foie : celle-ci ne produit pas l'urticaire en toute autre circonstance ; — l'on observe l'urticaire avant tout traumatisme (cas spontanés de Baudot, Lavevan, Dieulafoy) et dans le kyste du poumon (Finsen, observation personnelle);

Mais l'apparition de cette urticaire est déterminée spécialement par toute modification dans l'état du kyste : rupture, piqûre, expectoration hydatique et congestion à sa périphérie (observation personnelle) ;

7° Il n'est pas démontré que la pénétration du liquide hydatique dans l'organisme soit une cause adjuvante de la production de l'urticaire ;

8° Si l'on a observé le plus souvent l'urticaire chez les personnes atteintes de kyste hépatique, c'est que le foie est aussi l'organe de beaucoup le plus fréquemment atteint ; — que le kyste hydatique y prend librement un développement considérable et est plus exposé à la rupture, — que sa ponction étant couramment pratiquée par le médecin, l'éruption ortiée se produit sous les yeux de celui-ci ;

9° L'urticaire peut se produire à plusieurs reprises (observations Dieulafoy, observation personnelle) ;

10° Cette éruption peut se produire après la suppuration du kyste (observation personnelle). Je fais mes réserves dans le cas de kystes multiples ; il en resterait d'intacts, et nous pourrions alors nous trouver en présence d'un cas d'urticaire spontanée.

Quant à la pathogénie de cette urticaire, on me permettra de n'en pas indiquer. J'étendrai seulement à l'urticaire hydatique en général, ce que M. Dieulafoy dit de l'urticaire se produisant pendant l'évolution du kyste : « Le fait clinique persiste, mais le problème pathogénique est à résoudre. »

J'ai fini, et si mon petit travail est jugé hâtif, incomplet, que mes juges me pardonnent ; j'avoue mes torts !

La route avait été longue et j'avais rencontré une dernière côte malaisée à gravir lorsque je flairai le logis :
alors je n'y tins plus, et c'est impatient, fiévreux, au grand
trot, quelquefois peut-être, — vais-je le dire ? — au
galop ! que j'ai franchi ma dernière étape.

Imp. A. DERENNE, Mayenne. — Paris, boulev. Saint-Michel, 52.

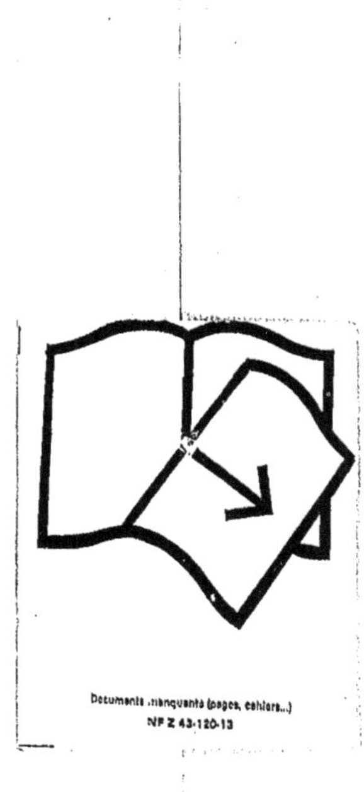

Documents manquants (pages, cahiers...)
NF Z 43-120-13

www.ingramcontent.com/pod-product-compliance
Ingram Content Group UK Ltd.
Pitfield, Milton Keynes, MK11 3LW, UK
UKHW021117140726
13695UKWH00004B/1547